职工应对新冠病毒感染
个人防护知识
50问

本书编写组◎编

U0247361

中国工人出版社

图书在版编目（CIP）数据

职工应对新冠病毒感染个人防护知识50问 /《职工应对新冠病毒感染个人防护知识50问》编写组编. —北京：中国工人出版社，2023.1

ISBN 978-7-5008-8159-9

Ⅰ. ①职… Ⅱ. ①职… Ⅲ. ①职工 – 传染病防治 – 中国 – 问题解答 Ⅳ. ①R183.3-44

中国版本图书馆CIP数据核字（2023）第008648号

职工应对新冠病毒感染个人防护知识50问

出　版　人	董　宽	
责 任 编 辑	习艳群　魏　可	
责 任 校 对	张　彦	
责 任 印 制	栾征宇	
出 版 发 行	中国工人出版社	
地　　　址	北京市东城区鼓楼外大街45号　邮编：100120	
网　　　址	http://www.wp-china.com	
电　　　话	（010）62005043（总编室）	
	（010）62005039（印制管理中心）	
	（010）82027810（职工教育分社）	
发 行 热 线	（010）82029051　62383056	
经　　　销	各地书店	
印　　　刷	北京市密东印刷有限公司	
开　　　本	787毫米×1092毫米　1/32	
印　　　张	3.125	
字　　　数	37千字	
版　　　次	2023年2月第1版　2023年2月第1次印刷	
定　　　价	12.00元	

本书如有破损、缺页、装订错误，请与本社印制管理中心联系更换

　　为贯彻落实党中央、国务院决策部署，平稳有序实施新型冠状病毒感染"乙类乙管"，2022 年 12 月 27 日，国务院应对新型冠状病毒感染疫情联防联控机制综合组制定了《关于对新型冠状病毒感染实施"乙类乙管"的总体方案》（以下简称"方案"）。随着病毒变异、疫情变化、疫苗接种普及和防控经验积累，我国新型冠状病毒感染疫情防控面临新形势新任务，防控工作进入新阶段。

　　为深入贯彻落实《方案》，进一步扎实做好疫情防控工作，引导和带动各行各业的职工群众学习防控知识、增强防病意识、加强自我防护，助力企业复工复产，中国工人出版社组织编写了《职工应对新冠病毒感染个人防护知识 50 问》。

本书是面向广大职工群众的普及性知识读本，内容规范，以图文并茂的简要问答形式，从基础知识、工作场所、家庭生活和心理健康四个方面对相关防控问题做了通俗解答。本书配有音频，扫描书中二维码即可收听。

在本书编写过程中，邀请了中华预防医学会秘书长冯子健承担审核工作，从专业性和科学性方面对书中内容进行了严谨把关，在此表示感谢。

疫情防控是一场全民行动，职工群众是打赢这场人民战争的重要力量。希望本书的出版能为保障职工群众生命安全和身体健康发挥作用。由于疾病和疫情形势不断变化，对于新冠病毒的研究还在持续进行，书中内容如有不当之处，恳请广大读者指正。

目录

C O N T E N T S

第二部分 **工作场所防护篇**

第三部分　家庭生活防护篇

第四部分　心理健康调适篇

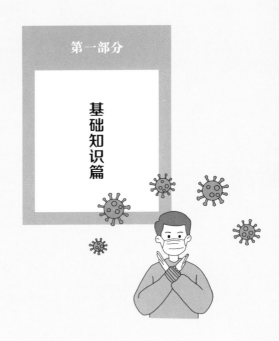

第一部分

基础知识篇

扫描二维码

收听语音版防疫知识

01 新冠病毒的主要传播途径有哪些？

目前可以确定的新冠病毒的主要传播途径为呼吸道飞沫传播、密切接触传播和气溶胶传播。

（1）呼吸道飞沫传播是指病毒感染者在说话、咳嗽、打喷嚏时带出分泌物或飞沫，使易感者感染。

（2）密切接触传播是指直接接触病毒感染者的分泌物或间接接触被病毒携带者的分泌物污染的物体，然后又触摸自己的口、鼻或眼而感染病毒。接触被病毒污染的物品后也可造成感染。

（3）在相对封闭的环境中经气溶胶传播。气溶胶传播是指新冠病毒可以附着在尘埃、飞沫上，以气溶胶的形式进行空气传播，而后被易感者吸入导致感染。很多行为都可以产生气溶胶，比如呼吸、咳嗽、说话、吐痰、呕吐、大小便（水冲洗）等。

02 新冠病毒感染者的临床分型是什么?

　　根据《新型冠状病毒肺炎诊疗方案(试行第十版)》,新冠病毒感染临床分型,从轻到重分为:轻型、中型、重型、危重型 4 个级别。

　　(1)轻型:有发热、咽干、咽痛、咳嗽,甚至头痛、肌肉酸痛等症状,但肺部 CT 显示没有肺炎表现。

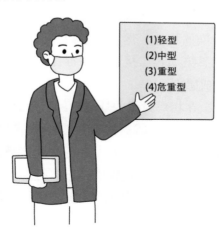

(1)轻型
(2)中型
(3)重型
(4)危重型

（2）中型：在轻型的症状基础上出现了明显的肺炎表现，经医生诊断，肺炎是由新冠病毒感染引起的。

（3）重型：中型在治疗后症状仍得不到缓解，肺炎进行性加重，出现呼吸频率加快、血氧降低等呼吸衰竭表现，肺部 CT 显示肺炎快速进展。重型常伴有自身基础疾病加重。

（4）危重型：病情进一步加重，需要呼吸机支持，或者出现休克、需要 ICU 支持的器官衰竭等情况。

03 奥密克戎变异株及其进化分支的致病力有区别吗？

当前，引发我国本轮新冠病毒感染的主要毒株是奥密克戎变异株。2022 年 12 月 27 日，国务院应对新型冠状病毒感染疫情联防联控机制综合组制定的《关于对新型冠状病毒感染实施"乙类乙管"的总体方案》指出，奥密克戎变异株及其进化分支的致病力和毒性相比原始株和德尔塔变异株等明显减弱。感染奥密克戎变异株的病例以无症状感染者和轻型病例为主，占比 90% 以上。

我国现阶段流行的新冠病毒以奥密克戎变异株 BA.5 的亚分支 BA.5.2 和 BF.7 为主，只要这个病毒还是奥密克戎变异株分支，病毒的毒性、致病力和传染性就不会有本质改变。

新冠病毒的传播力强了，但是它的毒性明显减弱。奥密克戎变异株目前感染的部位主要是上呼吸道，导致肺炎或者重型、危重型的比例相对较低。这既是奥密克戎变异株的特点，也与人群接种疫苗免疫水平的提高和国家采取的相应防控策略有关。不同的人上呼吸道症状表现不一样，跟他自身的免疫力、年龄、基础疾病有关系，并不代表病毒的致病力和毒性有改变。

因此，感染奥密克戎变异株并不可怕，通过科学防护和科学治疗，即可预防和治愈。

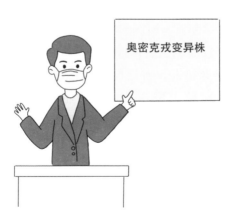

04 感染奥密克戎变异株的常见症状是什么?

大部分的奥密克戎感染者为无症状感染者和轻型病例。无症状感染者没有症状,仅核酸检测或抗原检测为阳性。在有症状的感染者中,大部分为轻型病例,以发热、乏力、咽干、咽痛、咳嗽为主要表现。部分轻型病例以鼻塞、流涕、咽痛、嗅觉和味觉减退或丧失、结膜炎、肌痛和腹泻等为主要表现。

多数病例预后良好,少数病例病情危重,多见于老年人、有慢性基础疾病者、围生期女性、肥胖人群。儿童病例症状相对较轻,部分儿童及新生儿病例症状不典型,表现为呕吐、腹泻等消化道症状,或仅表现为反应差、呼吸急促。

05 新冠病毒检测的常见方法有哪些？

目前，常见的新冠病毒检测方法是核酸检测和抗原检测。核酸检测方法的准确性、敏感性更高。新冠病毒核酸检测阳性为确诊的首要标准。与核酸检测相比，抗原检测更加快捷。它将新冠病毒抗原和抗体结合反应的结果显示在试纸条上，可以让检测者直接读取结果，在家即可操作，适用于自测。

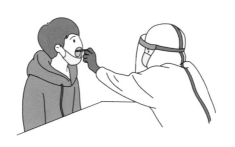

06 进行抗原检测时，有哪些注意事项？

（1）在进行抗原检测前，应使用流动清水或手部消毒液充分清洗双手。

（2）仔细检查抗原自测试剂是否在保质期内，检查包装是否有破损。

（3）在进行样本采集时，自检者应先用卫生纸擤去鼻涕。采样时，应避免手部接触、污染拭子头。拭子在鼻腔内停留的时间不应少于 15 秒。

（4）结果判读。阳性结果："C"处和"T"处均显示出红色或紫色条带，"T"处条带颜色可深可浅，均为阳性结果。阴性结果："C"处显示出红色或紫色条带，"T"处未显示条带。无效结果：如"C"处未显示出红色或紫色条带，无论"T"处是否显示条带，结果都是无效的，需重新检测。

07 自测抗原结果阳性是否意味着感染了新冠病毒？

在《新型冠状病毒感染诊疗方案（试行第十版）》中，增加了抗原检测阳性作为确诊新冠病毒感染的方法。抗原检测结果阳性基本上可以说明感染新冠病毒。在出现新冠症状时，即使抗原检测结果阴性，也不能排除新冠病毒感染，可以间隔 24 小时复测，或进行核酸检测。

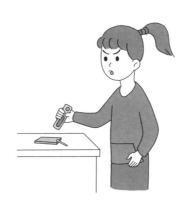

08 **为什么已完成新冠病毒疫苗的基础免疫，还需要再次接种新冠病毒疫苗？**

接种新冠病毒疫苗可以产生抵抗新冠病毒感染和降低疾病严重性的免疫力。基础免疫是指此过程中完成新冠病毒疫苗的第一剂或第一程接种。新冠病毒疫苗接种成功后所产生的免疫保护作用并不是终生有效的，而是有一定期限的。在完成基础免疫后，经过一定的时间，通过接种疫苗产生的免疫力会逐渐减弱或消失。为使机体继续维持必要的免疫力，需要根据不同疫苗的免疫特性在一定时间内进行疫苗的再次接种（复种），以保证免疫的持久性，这就是加强免疫。因此，要严格遵照规定的时间进行接种。

09　如何正确佩戴及保存口罩？

　　无论选择哪种口罩，都需要确认正反面、上下端，使用前洗手。

　　（1）金属条鼻夹侧朝上，深色面朝外及褶皱朝下。

　　（2）使用一次性医用口罩时，上下拉开褶皱，使口罩尽量覆盖口、鼻、下颌。

　　（3）双手指尖沿鼻梁金属条由中间至两边慢慢按压，直至紧贴鼻梁。

　　（4）适当调整口罩，使口罩周边充分贴合面部，形成密闭环境，让呼吸的空气经过口罩而不是四周的缝隙。

　　（5）建议 2~4 小时更换一次口罩，如口罩变湿或沾到分泌物，则要立即更换。

（6）摘口罩时，不要触摸口罩的暴露部分，用过的口罩应销毁丢弃。

值得注意的是，多个口罩同时佩戴不仅不能有效增强防护效果，反而会增加呼吸阻力，并可能破坏口罩的密合性。也不能使用蒸、煮、喷酒精等方式对一次性医用口罩进行消毒并循环使用，这样会降低防护效果。

临时保存口罩要注意：

（1）可将临时存放的口罩悬挂于清洁、干燥、通风处。

（2）如口罩有独立包装，取下口罩后将口罩朝内对折，放回原包装袋内。

（3）如要将口罩放在桌子上，可用酒精给桌子消毒，然后铺上洁净的纸巾，将口罩朝内对折后放在纸巾上，上方再覆盖一层纸巾。还可将 A4 纸对折，将口罩朝内对折后放入 A4 纸中。

（4）自备收纳袋，将口罩放入，注意对收纳袋消毒并定期更换。

⑩ 新冠病毒感染者还会再次感染吗？

国务院应对新型冠状病毒感染疫情联防联控机制综合组专家回答，人体感染一次新冠病毒后，形成的免疫力对机体会起到一定的保护作用。但免疫力随着时间推移衰减，且奥密克戎可能快速变异出新的亚分支，出现较强的免疫逃逸能力，康复者不能完全避免二次感染。

国外有统计数据显示，感染过奥密克戎的人，不管有无症状，3 至 6 个月内二次感染的概率相当低，多数人在相当长时间内不会重复感染奥密克戎。

对于个人来说，疫情期间最好的办法仍是落实好防护措施，包括戴口罩、注意手部卫生、保持社交距离等，并积极接种新冠病毒疫苗，降低感染风险。

第二部分

工作场所防护篇

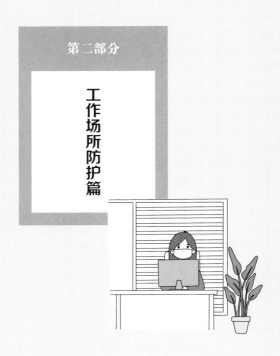

扫描二维码
收听语音版防疫知识

11 **乘坐公共交通工具通勤时需要注意
什么?**

公共交通工具上往往人流密集,具有较大的病毒传播风险,特别是在交通高峰期间,尤其需要注意防护。乘坐公共交通工具通勤时,必须注意以下几个方面:

(1)在出行途中一定要全程规范佩戴口罩,中途不能摘下,非必要不喝水、不进食,更要避免与他人交谈。购票可采用扫码或刷

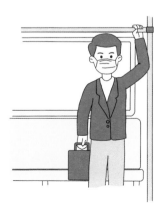

卡等非接触方式。

（2）时刻注意手部卫生，必要时可随身携带免洗消毒洗手液或戴手套，尽量避免用手触碰口罩外层和座位、扶手、扶杆、车门等区域。触碰后，不可再用手接触口、鼻、眼等部位。

（3）尽可能错峰出行，选择人流量少的交通工具，与其他乘客保持 1 米以上安全距离。如发现身边有人出现咳嗽等症状，尽量避免同乘。如果自己咳嗽或打喷嚏，一定不要摘掉口罩，并用纸巾遮住或用手肘遮挡口鼻处，并妥善处理用过的纸巾。

（4）乘坐公共交通工具后，要尽快清洗双手，对自己身上的衣服、携带的物品等也进行消毒。

⑫ 办公场所中哪些地方是"高危"地带？

新冠病毒主要通过呼吸道飞沫传播、密切接触传播和特殊条件下的气溶胶传播。空气不流通、人员密度较大、人员来往较频繁的地方都是"高危"地带。一般办公场所往往具备上述特点，因此具备一定的传播病毒风险。将办公场所的不同区域按照传播病毒风险大小可依次排序为：电梯间＞食堂＞办

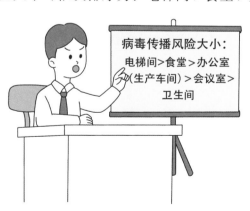

公室（生产车间）＞会议室＞卫生间。

办公室内虽然基本为固定人员，流动性较小，但仍需高度预防传播风险。建议在办公室办公时，做到以下几点：

（1）佩戴口罩，与同事谈话时保持安全距离。

（2）保持办公室内通风良好，避免空间封闭。

（3）对经常接触的办公用品进行消毒，外出归来时一定要洗手。

（4）鉴于有机构从新冠病毒感染者的粪便中检测出了新冠病毒，上完卫生间需规范洗手，才能接触办公设备。

⑬ 乘坐电梯时要注意什么?

电梯间是密闭空间,人员流动大,空气不易流通,传播病毒和被感染的概率大,需要高度警惕。乘坐电梯时应注意以下细节:

(1)尽量不乘坐或少乘坐电梯,适当走楼梯还能起到锻炼效果。

(2)如有多部电梯,尽量合理分流人员,避免拥挤。

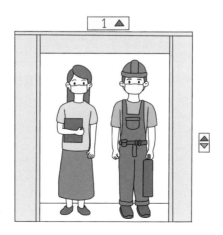

（3）在候梯时如发现有人咳嗽或有其他症状，尽量避免与其同乘。

（4）进入电梯前后，规范并全程佩戴口罩，避免与人谈话、说笑。

（5）避免用手直接触摸电梯内的物体表面，包括按钮。如无纸巾或其他物品垫用，可用肘部触动按钮。

（6）咳嗽或打喷嚏时，一定不要摘掉口罩，并用纸巾或衣袖内侧上部遮掩口鼻处，用过的纸巾扔到垃圾桶内。

（7）乘坐电梯后及时洗手。

此外，可提醒和监督负责电梯运营的单位加强对电梯的定期清洁消毒，特别是对于开关及楼层按键，要使用消毒剂擦拭消毒。在夜间或非人流高峰期，可打开电梯门进行彻底通风。

⑭ 在食堂就餐时有哪些注意事项?

在单位食堂吃饭时,排队打饭和就餐区域人流量大,吃饭时又必须摘掉口罩,带来了很大的传播风险。在食堂就餐时,建议采取以下措施减少风险:

(1)监督和提醒单位食堂做到严格管理,要求就餐人员佩戴口罩并配合体温测量,有发热、咳嗽、乏力等症状的人员不得进入。

(2)错峰就餐,避免聚集。

(3)有序排队取餐,保持 1 米以上安全距离。

(4)严格执行分餐制,使用公筷、公勺,按需取食。

(5)在座位上坐定后再摘口罩,尽量不与他人面对面坐,提倡同向间隔就座。

(6)专心就餐不说话,快速就餐后离开。中途再次取餐时,需佩戴口罩。

(7)提倡减少堂食,打包带回办公室或

宿舍用餐。自备餐具，尽量减少使用食堂公共餐具的次数。

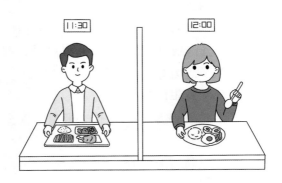

15 在生产车间上班时如何做好防护？

要防止新冠病毒在生产车间传播，需要职工和单位共同做到以下几点：

（1）对进出厂区的职工进行体温测量，发现异常要立刻转移，并按相关规定处置。减少不必要的外来人员进入厂区。对于确需进入厂区的，要进行检测、登记，符合要求后方可让其入厂。

（2）要保持生产车间的空气流通，在工

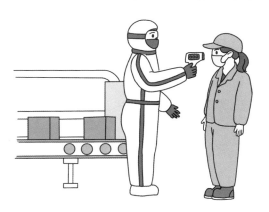

艺允许的情况下，首选自然通风；在采用机械通风的车间里，应当保证充足的新风输入；使用中央空调通风时，要严格按照疫情防控要求进行管理。

（3）在生产中，要尽可能避免职工进行面对面的操作。如无法避免，则要通过穿戴防护装备、监督提醒等措施加以防护。

（4）加强个人防护。工作期间，职工应全程佩戴符合要求的口罩，手尽量少接触公共物品和部位。要对工作台、操作按钮、办公物品表面等定期进行消毒。对于多人操作的设备，要适当增加消毒次数。对于允许戴手套操作的岗位，应尽量佩戴手套作业。

（5）严格落实劳动保护制度，接触粉尘的劳动者应当优先选用 N95 口罩或 KN95 口罩及以上防护装备，接触化学毒物的劳动者除配备相应的防毒面具外，还应当根据防疫要求选配安全装备。

⑯ 参加现场会议时有哪些注意事项？

疫情防控期间，应当尽量不开会、少开会、开短会，提倡采用视频会议等形式开会。如果必须现场开会，应注意以下几点：

（1）保持会议室通风，首选自然风通风。

（2）控制参会人数，并且要求参会人员佩戴符合要求的口罩，进入会议室前洗手，座位间隔至少 1 米以上。

（3）参会人员尽量使用自己的水杯；外来人员使用瓶装水或一次性纸杯；应及时对使用过的公用水杯消毒。

（4）会议主持者要注意控制会议时长，尽量开短会。

（5）会议结束后，要对会议场地进行消毒。

17 同班组人员或办公室同事确诊了，应采取什么措施进行自我防护？

上班期间，同班组人员或办公室同事往往共享办公场所和办公设备，如同班组人员或办公室同事感染了新冠病毒，应采取以下措施进行自我防护：

（1）应对办公场所和办公设备进行清洁和消毒。虽然在大多数情况下，接触物体表面感染新冠病毒的风险较低，但是接触了被新冠病毒污染的物体表面后，再触摸鼻子、嘴巴或者眼睛等部位，仍然存在被感染的可能性。

（2）及时对办公场所进行通风，并判断自己是否为密切接触者。必要时可进行核酸检测和抗原检测，并对自己进行常规健康监测。

18 **出差时应如何做好防护？**

（1）出差前要查看目的地官方发布的疫情信息，如当地疫情较为严重，建议暂缓出行。同时要了解当地的防控政策，做好必要的防护准备工作，如携带必备的口罩、消毒纸巾、手消毒剂等物品，以备使用。

（2）乘坐飞机、火车、大巴等公共交通工具时要做好防护，要按照乘务人员的管理要求，遵守秩序，保持安全的人际距离，并

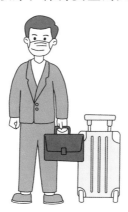

且全程佩戴口罩，做好手部消毒，尽量减少在公共交通工具上的用餐、活动次数。

（3）入住酒店时，应选择卫生条件比较好的宾馆，入住后要注意通风换气，进行必要的清洁和消毒。

（4）用餐时，提倡采取分餐制。如果需要聚餐，也要尽量减少聚餐人数，缩短聚餐时间，并优先选择户外用餐，倡导使用公筷、公勺。

（5）保持手部卫生，尽量少触碰公共物品，如电梯按钮、扶梯、门把手等。如有接触，之后要注意洗手消毒。结账时，尽量使用电子支付的方式。

（6）出差期间如发现自己有发热、干咳、乏力等症状，要及时检测自身健康状况，必要时到就近的医疗机构就诊。

⑲ 新冠病毒感染者康复后返岗要做好什么准备?

根据《新型冠状病毒肺炎诊疗方案(试行第十版)》,病例康复出院的标准为:一是体温恢复正常超过 24 小时;二是病情明显好转;三是肺部影像学显示急性渗出性病变明显改善。返岗前可做如下参考:

(1)青壮年发病 7 天后核酸检测逐渐转阴性,传染性较低。发病 3 天后青壮年体温逐渐恢复正常,但咳嗽、咽痛仍然严重。

(2)体温恢复正常后,再休息 3 天,一般情况下,咳嗽、鼻塞、流涕、咽痛的症状明显缓解。当体感咽痛和咳嗽不再影响睡眠时,就说明身体基本恢复。

(3)返岗后建议坚持佩戴口罩,不降低防控标准。冬季属于呼吸道感染病高发期,康复后仍然要做好防护,不要降低防控标准。返岗后,在人多密闭的公共场所坚持戴口罩,注意手清洁消毒，咳嗽、打喷嚏时做好防护。在食堂不要面对面就餐。

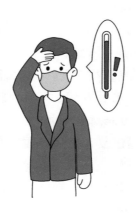

⑳ 新冠病毒感染者康复返岗后要注意什么？

（1）坚持佩戴口罩。上班途中，乘坐公共交通工具或厢式电梯时，均应规范佩戴口罩。在办公场所，坚持科学佩戴口罩，建议随身携带口罩，视不同人群场景选择佩戴适宜的口罩。

（2）保持办公场所空气流通。通风时优先打开窗户，采用自然通风。有条件的可以开启排风扇等抽气装置以加强室内空气流动。空调使用前要加强清洗和消毒，集中空调通风系统使用时，确保室内新风量达到卫生标准要求，并定时打开窗户加强通风。

（3）保持个人卫生，勤洗手。到达工作场所后先洗手，工作期间，接触快递、清理垃圾、饭前便后等情况下，均应及时洗手或手消毒。不用未清洁的手触摸口、眼、鼻。外出回到家后，一定要先洗手。

（4）保持环境卫生清洁。及时清理垃圾。电梯按钮、打卡机、办公桌、会议桌、麦克风、门把手等公用物品或部位要加强清洁和消毒。用酒精或含氯消毒液擦拭即可。

（5）安全就餐。尽量避免人员聚集，餐具一人一用一消毒。购（取）餐注意手部卫生，保持安全社交距离。就餐时分散就座，不扎堆，不聊天，避免面对面就餐。

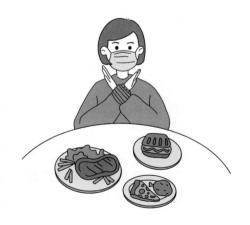

第三部分

家庭生活防护篇

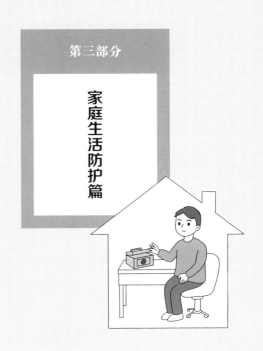

扫描二维码
收听语音版防疫知识

㉑ 居家日常消毒的方法有哪些？

为最大限度减少感染风险，应养成居家日常消毒的习惯。居家日常消毒应以清洁为主、消毒为辅，并对重点物品进行消毒，如餐具、快递物品、门把手、电视遥控器等。

以下几种物品或者方式可用于消毒：

（1）酒精：酒精能使细菌的蛋白质变性凝固。因此，可使用 75% 医用酒精进行消毒。

（2）蒸笼：从蒸笼里的水沸腾开始，用

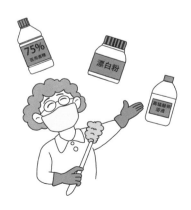

蒸笼蒸 20 分钟即可达到消毒的目的，适用于餐具、衣物和纱布的消毒。

（3）煮沸：100℃的沸水能使细菌的蛋白质变性，将需消毒杀菌的物品全部浸过水面，适用于餐具、玩具、奶瓶等小件物品的消毒。

（4）天然紫外线：天然紫外线就是太阳光，适用于衣物、毛绒玩具、被褥的消毒。

（5）高锰酸钾溶液：可以使用 5‰浓度的高锰酸钾溶液为餐具、蔬菜和水果消毒，浸泡 1 分钟之后，再用干净的饮用水冲洗一遍即可。

（6）漂白粉：漂白粉能使细菌的酶因失去活性而死亡，是非常有效的消毒杀菌物品。使用 1%~3% 浓度的漂白水（漂白粉加清水）喷洒桌椅、地板、墙面等，再用抹布擦拭，即可达到消毒目的。

22 如何正确地接收快递、外卖？

（1）优先选择"无接触配送"。在选择快递或外卖接收方式时，建议优先选择"无接触配送"服务，请派送人员将物品放在代存点或快递柜，以减少与派送人员面对面接触的机会，随后再自行取回。

（2）当面签收时做好个人防护。如需当面派送，可以请派送人员将快递或外卖放在门外，待派送人员离去后再取回。如需签字签收，建议自备签字笔。取件时，要戴好口罩，先使用消毒剂或 75% 医用酒精对内、外包装进行喷洒消毒，或用消毒湿巾擦拭。消毒要做到六面覆盖。尽量就地拆除快递外包装，按照生活垃圾分类要求及时妥善处理，不带进屋。

（3）及时清洗双手。取回快递或外卖后，做好手部清洁。避免用不清洁的手触碰口、眼、鼻。

㉓ 去商场、超市等人员密集场所时，应如何做好防护？

（1）合理安排购物时间，尽量避免在客流高峰期出行。提前列好购物清单，就近选择购物点，直奔主题，速战速决，缩短购物时间。

（2）购物时全程正确佩戴口罩，时刻注意手部清洁。不随地吐痰，咳嗽、打喷嚏时注意遮挡。接触公共用品和设施后，及时使

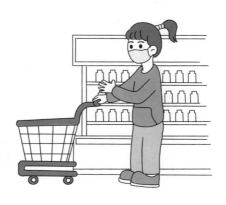

用商超配备的消毒用品消毒，避免用脏手触碰口、鼻、眼。

（3）选购生肉及冷冻、冰鲜食品时，用一次性手套或塑料袋套在手上再拿取，同时要与果蔬、熟食等食物分开包装。疫情期间，不建议在商超试吃食物。

（4）选购物品和结账付款时，注意与其他顾客自觉保持 1 米以上安全距离。推荐使用非接触式扫码结账付款，尽可能减少排队时间。

（5）外出购物回到家后，及时用肥皂、洗手液和流动水洗手。可用 75% 医用酒精对在外使用过的手机和所购商品外包装进行消毒处理。

（6）老人、孕产妇、儿童等特殊人群尽量减少外出购物，避免前往人员密集、人流量大的场所。

24 去医院时，应如何做好防护？

（1）去医院看病时，尤其是去医院的发热门诊或呼吸科就诊时，必须戴上 N95 口罩或 KN95 口罩，必要时增加其他防护措施。

（2）尽可能避免与有呼吸道疾病症状（如发热、咳嗽或打喷嚏等）的人密切接触，尽可能避免触摸医院设备。

（3）保持良好的个人卫生习惯。离开医院回家后，立即用肥皂和清水或含酒精的免洗洗手液清洗双手，不用脏手触摸眼、鼻、口。

（4）密切关注发热、咳嗽等症状，出现此类症状要及时治疗。

孕妇居家和就医时应如何加强自我防护?

（1）孕妇居家时要注意监测体重变化、胎动情况，观察有无腹痛、阴道流血、流液及分娩征兆等情况，必要时监测血压（尤其是有基础疾病、血压异常者）。同时还要注意每日监测体温、有无感染新冠病毒的疑似症状，如发热、咳嗽、咽痛、胸闷、呼吸困难、乏力、腹泻、结膜炎、肌肉酸痛等，出现异

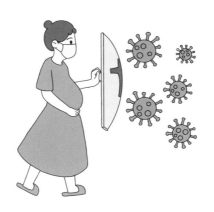

常时及时就医。

（2）孕妇如出现发热、呼吸道感染等症状，及时开展抗原或核酸检测。如果出现孕期异常情况（头晕头痛、视物不清、心慌气短、血压升高、阴道出血或流液、异常腹痛、胎动异常等）或有分娩征兆时，也应及时就医，不要因恐惧、担忧而延误病情。

（3）孕妇和陪同人员就医时要尽量避免乘坐公共交通工具，就医时要全程佩戴口罩，与其他人尽可能保持 1 米以上的安全距离，并且避免接触医院门把手、门帘、座椅等。如有接触，要对手部进行消毒，消毒之前不要用手接触口、鼻、眼。尽可能缩短在医院的停留时间。回家后要尽早清洗双手，妥善处理口罩，及时更换衣物。

㉖　儿童居家时应注意什么?

孩子对病毒的免疫力弱于成年人，居家时要注意以下几点：

（1）保持室内通风，每天至少2次，每次30分钟。对室内地面及孩子使用的物品定期清洁和消毒。

（2）给孩子配备儿童专用口罩。

（3）保证孩子有充足的睡眠及膳食均衡，以增加免疫力。

（4）帮助孩子养成良好的卫生习惯，包括勤洗手、不乱摸、不吃手、不挖鼻孔、不揉眼睛等。外出时避免让孩子直接用手触摸公用物体表面，触摸后需及时洗手。

（5）鼓励孩子在做好防护的前提下进行室外运动，同时注意与他人保持安全距离。

（6）当家长或看护人出现发热、干咳、咽痛、嗅(味)觉减退、腹泻等症状时，应及时开展抗原或核酸检测，避免与孩子接触。

27 老年人应如何加强个人防护？

（1）60 岁及以上老年人、具有较严重基础疾病人群和免疫力低下人群等重症高风险人群尽快完成全程接种和加强免疫，降低重症发生风险。

（2）在疫情流行期间，老年人、慢性基础疾病患者等人群尽量减少前往人群密集的公共场所，确需前往应全程佩戴口罩。

（3）日常生活用品单独使用。注意开窗通风，适量运动，合理膳食，规律生活，保证睡眠。

（4）老年人感染新冠病毒后，如出现呼吸困难或气促，经药物治疗后体温仍持续高于 38.5℃，超过 3 天，原有基础疾病明显加重且不能控制时，需要立即就医。

（5）患有基础疾病的老年人感染新冠病毒后，不可擅自停药。

28 慢性病患者个人防护要注意什么？

慢性病患者感染新冠病毒后，比普通人病情进展更快、严重程度更高。在就医不便的情况下，患有慢性病的人群更要注意自我防护。

（1）疫情防控期间，慢性病患者病情稳定时，建议不去或少去医院。要备齐药物，规范用药，按照医嘱坚持治疗，控制病情。

（2）在饮食方面，尽量选择适合疾病治

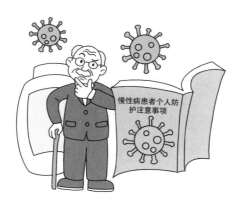

慢性病患者个人防护注意事项

疗的食物。尽量居家锻炼，在做好防护的前提下，也可适当进行户外运动，但尽量不参加集体项目。保持乐观、积极的心态，以自己喜爱、可行的方式调整身体和心情。

（3）密切观察自己病情的变化，发现异常时要及时联系医生，也可选择远程或线上咨询，及时就诊。如果必须外出到医院就诊，可以就近选择能够满足就医需求的医疗机构，尽量避免去人流量大的医院就诊。可提前在网上或通过电话了解就诊医院的情况和看病流程，做好预约，减少就诊时间。

（4）外出就医时，尽量避免乘坐公共交通工具，慢性病患者及陪同人员应全程佩戴口罩，尽量避免与人近距离接触，少触碰公共物品。

（5）慢性病患者如果没有过敏以及其他严重的并发症，可考虑适时接种新冠病毒疫苗。

因身体原因无法接种新冠病毒疫苗的人应当怎么防护?

目前，全世界超过百亿剂的新冠病毒疫苗接种数据表明，疫苗是很安全的。在实际操作中，通常会对处于慢性病的急性发作阶段和生命终末期的老人暂缓接种疫苗。此外，部分免疫功能低下者、正接受免疫抑制治疗的患者、孕妇等也不推荐接种疫苗。除以上特殊情况外，接种疫苗一定是第一选择。

对于未接种新冠病毒疫苗的人群，与其共同生活的家人应做好个人防护，并及时按照国家规定接种疫苗，形成对于未接种疫苗人群的免疫屏障。此外，未接种疫苗的人群应严格做好个人防护措施，尽量减少外出和聚集，减少与社会面接触，同时注意个人卫生。如果家庭成员感染新冠病毒，一定要采取必要的防护措施。

30 能否提前服用药物或维生素 C 预防新冠病毒感染？

目前没有证据证明药物可以预防新冠病毒感染。吃好、喝足、睡饱，对提高免疫力有帮助。吃好，就是水果蔬菜要均衡，可以适当增加一些蛋白质；喝足，就是饮水量可以比平时适当增多，加速体内毒素排出；睡饱，就是充足的睡眠可以让免疫细胞更有能力杀灭病毒。

维生素 C 不可过量服用，正常情况下，通过平衡膳食就能获得充足的各类营养素。如，200 克新鲜草莓或 200 克西蓝花，就能满足 18 岁以上健康人群每天推荐摄入的维生素 C 含量（100 毫克）。长期过量补充维生素 C，可能带来尿路结石、尿酸升高、痛风等方面的风险。

㉛ 新冠病毒感染者居家健康管理有什么要求？

（1）室内通风消毒。每天定时开窗通风；做好卫生间、浴室等共享区域的通风和消毒。如家庭成员共用卫生间，感染者每次用完卫生间均应消毒。

（2）日用品使用。感染者个人物品单独放置，不与其他家庭成员共用。咳嗽或打喷嚏时用纸巾遮盖口鼻或用手肘内侧遮挡口鼻。

（3）日常防护消毒。准备食物、饭前便后、摘戴口罩时，应当洗手或手消毒。餐具使用后应当清洗和消毒。日常可能接触的物品表面及其使用的毛巾、衣物、被罩等需及时清洁消毒。被唾液、痰液等污染的物品随时消毒。

32 新冠病毒感染者居家健康管理期间应如何进行自我照护和健康监测?

（1）目前新冠病毒感染者以无症状感染者和轻型患者为主，大多不需要过多治疗。一般感染者可在家自我照护，注意卧床休息，保证摄入充足的能量和营养。注意水、电解质平衡，维持内环境稳定。如遇健康问题，可向属地社区卫生服务机构寻求帮助。

（2）应当配备体温计（感染者专用）、纸

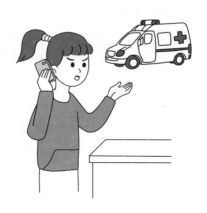

巾、口罩、一次性手套、消毒剂等物品及带盖的垃圾桶，每天早、晚各进行 1 次体温测量。密切监测生命体征，特别是静息和活动后的血氧饱和度等。

（3）无症状感染者不需要吃药。轻型病例按药品说明书规范使用退热药或中成药（OTC）来缓解症状。抗生素仅对细菌类感染有效，对新冠病毒无效，反而会引起抗药性，不应使用。

（4）新冠病毒感染可能导致慢性病、基础疾病病情加重，患有基础疾病的人一定要规律用药，控制好病情。

（5）有条件的感染者可以使用家用制氧机开展经鼻高流量氧疗。

㉝ 新冠病毒感染者居家自我照护常用药有哪些？

2022 年 12 月 7 日国务院应对新型冠状病毒肺炎疫情联防联控机制综合组发布《新冠病毒感染者居家治疗指南》，其中公布了新冠病毒感染者居家自我照护常用药参考表，针对不同的症状给出了相应的用药参考，具体如下。

（1）发热：对乙酰氨基酚、布洛芬、阿司匹林、金花清感颗粒、连花清瘟颗粒（胶囊）、宣肺败毒颗粒、清肺排毒颗粒、疏风解毒胶囊等。

（2）咽干、咽痛：地喹氯铵、六神丸、清咽滴丸、疏风解毒胶囊等。

（3）咳嗽咳痰：溴己新、盐酸氨溴索、愈创甘油醚、乙酰半胱氨酸等。

（4）干咳无痰：福尔可定、右美沙芬等。

（5）流鼻涕：氯苯那敏、氯雷他定、西

替利嗪等。

（6）鼻塞：赛洛唑啉滴鼻剂等。

（7）恶心、呕吐：桂利嗪、藿香正气水（胶囊）等。

适用人群及用法、用量须按药品说明书服用或咨询医生。

同时，按照相关规定，各级工会可从工会经费中设立新型冠状病毒感染防控工作专项资金，用于疫情防控保障和慰问等专项工作。有需要者可以寻求自己所在工会组织帮助购买相关居家自我照护常用药。

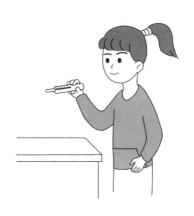

34 新冠病毒感染者居家用药要注意什么?

（1）没有症状不要吃药。退热药、感冒药都不能预防疾病，只能缓解症状。在没有症状时，不可盲目服药。虽然很多药品都是非处方药（OTC），但不当使用也会出现副作用，容易造成肝肾功能损伤。

（2）退热药与复方感冒药不能同时吃。退烧药不可与常见的感冒药同时使用，也不可与中成药同时使用。很多复方感冒药、中成药中也含有对乙酰氨基酚，随意混用会增加药物过量的风险。

（3）退热药不要重复吃。对乙酰氨基酚与布洛芬属于同一类解热镇痛药，同时使用可能导致急性肝衰竭。

（4）不要超剂量、超次数用药。过量的药物不仅不能缓解症状、加速康复，还会导致更多的副作用。药物有不同的起效时间和半衰期，应严格根据药物特征按时间间隔服用。尤其是退热药，切忌因为高烧不退反复多次使用。

（5）不要盲目使用消炎药。感染奥密克戎是病毒性感染，消炎药（阿莫西林、头孢等）通常是针对细菌感染情况使用，不要盲目使用消炎药治疗新冠病毒。

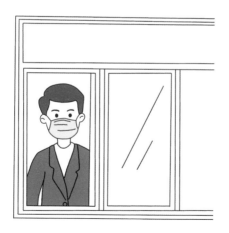

㉟ 新冠病毒感染者居家健康管理期间出现哪些症状后要立即就医？

国务院应对新型冠状病毒肺炎疫情联防联控机制综合组发布的《新冠病毒感染者居家治疗指南》中指出，居家自我照护如出现以下情况，可通过私家车、120 救护车等方式，转至相关医院进行治疗。

（1）呼吸困难或气促。

（2）经药物治疗后体温仍持续高于 38.5℃，超过 3 天。

（3）原有基础疾病明显加重且不能控制。

（4）儿童出现嗜睡、持续拒食、喂养困难、持续腹泻或呕吐等情况。

（5）孕妇出现头痛、头晕、心慌、憋气等症状，或出现腹痛、阴道出血或流液、胎动异常等情况。

36 新冠病毒感染者居家健康管理期间在膳食和作息方面有哪些注意事项？

摄取膳食营养是人体免疫系统正常工作、抵御疾病风险的重要保障。新冠病毒感染者除做好个人防护之外，还要坚持合理膳食和规律作息，以增强自身免疫力。

（1）吃多种食物。只有食物多样化才能满足人体对能量和各种营养素的需要。每天的膳食中尽量包括鱼肉蛋奶类、谷薯类、蔬菜水果类、大豆坚果类等食物。

（2）能量要充足。每天摄入谷薯类食物250~400 克，包括大米、面粉、杂粮等。

（3）保证蛋白质的摄入。每天摄入优质蛋白质类食物 150~200 克，如瘦肉、鱼、虾、蛋、大豆等。尽量保证每天吃 1 个鸡蛋，摄入 300 克的奶及奶制品。

（4）多吃新鲜蔬菜和水果。每天摄入蔬菜 500 克以上、水果 200~350 克，尽量多吃深色蔬菜。

（5）规律进餐，定时定量。保证一日三餐，按时吃饭，能量合理分配。

（6）足量饮水，少量多次。饮水可保障体内营养成分及时运输及代谢产物的排出，保持体温恒定。成年人每日饮水 1500~1700 毫升（7~8 杯），少量多次饮用。首选温热白开水，也可选择淡茶水。

（7）作息规律，保证睡眠充足。规律而充足的睡眠可以有效改善身体机能，提高机体的抗病能力。成年人每日平均睡眠时间为 7~8 小时。

（8）适度运动，减少久坐。居家健康管理时，室内空间往往有限，可结合运动 App 和网络视频，积极进行身体活动，减少久坐或躺卧等静态生活时间。

㊲ 新冠病毒感染者居家健康管理期间的生活垃圾应该如何处理?

新冠病毒感染者在居家健康管理期间的生活垃圾也具有较强的传染性,应妥善处理。感染者在扔垃圾之前,可将垃圾袋扎紧,最好用双层袋,避免垃圾泄漏,在对垃圾及垃圾袋喷洒消毒剂或 75% 医用酒精后,交由同住人协助处置。同住人在处理垃圾时,须佩戴 N95 口罩或 KN95 口罩以及乳胶手套或一次性手套,对外包装消毒后将垃圾放置在指定地点,事后做好手部消毒。

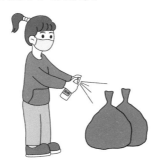

38 新冠病毒感染者因特殊情况需要外出时，应注意什么？

（1）原则上，新冠病毒感染者非必要不外出、不接受探访。有就医外出需求的感染者，要全程做好个人防护，点对点到达医疗机构，就医后再点对点返回家中，尽可能不乘坐公共交通工具。

（2）有特殊治疗和用药需求的感染者，可选择合适的方式前往就医。出现危急重症时，可直接拨打 120 急救电话或者选择合适的方式前往医疗机构救治。

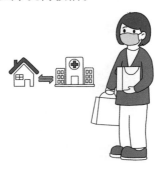

㊴ 新冠病毒感染者居家健康管理期间，应如何预防同住人被感染？

（1）感染者最好单独居住，同住人不应进入感染者的房间。如果条件不允许，选择房屋里通风较好的房间作为感染者的房间，保持相对独立。

（2）居家健康管理期间，感染者应留在自己的房间里，关上门，避免与同住人面对面接触。每日开窗通风 2~3 次，每次不少于 30 分钟。

（3）在条件允许的情况下，感染者尽量使用单独卫生间和浴室，避免与同住人共用。如无法单独使用这些区域，则需错开使用时间，并做好卫生间、浴室等共享区域的通风和消毒。

（4）感染者如果需要在同住人在场的情况下在房间内走动，如去卫生间或者浴室等，感染者和同住人必须正确佩戴 N95 口罩或

KN95 口罩。

（5）感染者避免与同住人共同进餐和共享任何私人物品，包括毛巾、餐具、水杯等。

（6）可在感染者的房间门口放一把椅子，将物品放到椅子上，待同住人离开后，感染者正确佩戴 N95 口罩或 KN95 口罩，开门取物品，避免面对面接触。

（7）房间最好选用分体空调，如使用中央空调，应在保证空调运行正常的基础上，加大新风量，全空气系统关闭回风。

（8）同住人要对感染者使用过的物品进行认真消毒，消毒时佩戴 N95 口罩或 KN95 口罩以及一次性手套等。

（9）将感染者用过的纸巾、口罩、一次性手套以及其他生活垃圾装入塑料袋，放到专用垃圾桶。

40 新冠病毒感染者康复后，哪些事别急着做？

（1）别急着剧烈运动。康复后要循序渐进恢复运动。对于没有基础疾病的康复者，恢复锻炼应该在康复一周后，如果出现咳嗽、气促、心悸等症状，要立即停止运动。

（2）感染新冠病毒后，是否洗澡要结合个人身体情况。洗澡时间一定要短，洗澡时要注意保温，如果康复后还觉得身体不适，可先用热毛巾简单擦拭身体。

（3）别着急探访老人小孩。建议康复满10天后，再去探访高龄老人、婴幼儿，这样才能保重更安全。

（4）咳嗽时千万别硬憋着。转阴后仍咳嗽，是修复气道的康复过程。所以有咳嗽千万不要硬憋着，如干咳，可使用一些对症止咳药。

（5）康复后过6个月再接种疫苗。康复后

一般获得的保护力可以持续 3 ~ 6 个月，此后再去接种一次加强针。老年人因为保护力的时间比较短，可以在 3 个月后去接种一次加强针。

（6）康复后不要大吃大喝，要保持清淡饮食，加强营养，摄入足够的蛋白质，多吃蔬菜水果，保证体力的恢复。同时，生活节奏要适当放缓一点儿，不要熬夜。

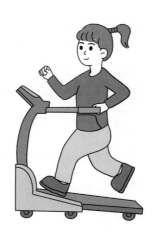

㊶ 孕产妇感染新冠病毒后，对胎儿或婴儿有影响吗？

（1）孕妇感染新冠病毒后，不会直接导致流产，因为新冠病毒通过母体传播的可能性不大，不用特别担心。

（2）产妇感染新冠病毒后，可以正常哺乳，因为新冠病毒不会通过母乳传播。母乳喂养时，为防止婴儿感染，产妇可以佩戴贴合良好的口罩（如医用外科口罩或 N95 口罩），做好手部消毒。哺乳后，对婴儿与产妇可能接触过的共用区域消毒。

（3）如果产妇出现发热等症状时，建议暂停哺乳，可以将母乳吸出，用奶瓶喂养。

㊷ 儿童感染新冠病毒后的症状与成人有哪些差异？

从临床看，儿童和成人感染新冠病毒的症状和病程有着明显差异，主要有以下特点。

（1）儿童感染者潜伏期很短。成人感染者一般在 3 天内发病，儿童多在 1 天内发病。

（2）儿童感染初期的症状以发热为主，热型不定，但多数婴幼儿有高热表现。与成人感染初期咽干、咽痛不同，儿童尤其是婴幼儿感染后，可能会因为体温迅速上升导致热性惊厥。

（3）儿童感染新冠病毒主要侵袭上呼吸道，少有肺炎表现。儿童出现肺炎、发展为重症的比例都比成人感染者要低。

（4）成人感染后症状主要集中在呼吸道，儿童除了呼吸道症状，可能伴有呕吐、腹泻等消化道症状。

㊸ 新冠病毒感染者家庭消毒要注意什么?

对于有居家自我照护人员的家庭,家庭消毒很有必要,因为消毒是阻断传染病传播途径的有效措施和手段。

(1)物品表面消毒。台面、门把手、电话机、开关、热水壶、洗手盆、马桶等,使用含有效氯 250~500mg/L 的含氯消毒液擦拭,每天至少 1 次。

(2)餐具消毒。煮沸 15 分钟是首选,或使用含有效氯 250~500mg/L 的含氯消毒液擦拭 15 分钟,再用清水冲净。

(3)衣被、毛巾消毒。居家自我照护人员的衣被、毛巾清洗时需要单独放置,使用含有效氯 250~500mg/L 的含氯消毒液浸泡 30 分钟,再用清水冲净。也可煮沸消毒 15 分钟,再用清水冲净。需要注意的是,含氯消毒液对有色织物有漂白作用。

（4）厕所消毒。便池及周边使用含有效氯 2000mg/L 的含氯消毒液擦拭，作用 30 分钟。门把手、水龙头等处使用含有效氯 500mg/L 的含氯消毒液或其他可用于表面消毒的消毒剂擦拭，作用 30 分钟后用清水擦净。

（5）垃圾消毒。感染者用过的纸巾、口罩、一次性手套等装入塑料袋，使用含有效氯 500~1000mg/L 的含氯消毒液或 75% 酒精喷洒消毒至完全湿润。扎紧塑料口袋，和家里其他垃圾一起丢弃。

（6）被唾液、痰液等污染的物品消毒。使用含有效氯 500~1000mg/L 的含氯消毒液或 75% 酒精或其他可用于表面消毒的消毒剂擦拭，作用 30 分钟后用清水擦净。

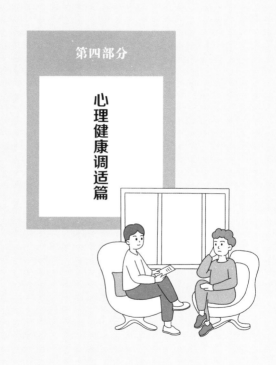

第四部分

心理健康调适篇

扫描二维码
收听语音版防疫知识

44 如何正确消除对出现大规模感染情况的恐慌情绪?

恐是指恐惧,慌是指心慌。恐惧是不敢面对,心慌是觉得缺乏掌控感。要消除对可能出现的大规模感染的恐慌情绪,可以从以下几个方面进行心理调节。

(1)认识到出现一定程度的恐慌情绪是很正常的。未来可能会有更多的人感染新冠病毒,包括自己的家人和朋友,对此有恐慌情绪很正常。有了恐慌情绪,我们试着去接

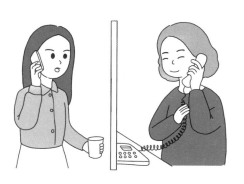

受它，把它表达出来，恐慌的程度自然就会降低。

（2）保持良好沟通。我们可以把恐慌情绪跟家人讲、跟朋友聊，还可以跟专业的心理咨询人员去沟通。如果恐慌情绪在正常范围内，经过跟家人、朋友沟通几次后，一般都可以有效缓解。如果发现这种情绪让你有了心理甚至是生理的不适症状，比如心脏的不适感等，说明你需要专业人士的干预，此时应寻求专业人士的帮助。

（3）通过做事情来降低恐慌情绪。如果我们不行动，就会越害怕；行动起来以后，掌控感也就越来越多了。掌控感与恐慌情绪是此消彼长的关系。所以，做一些自己能做的事情，比如，询问感染的朋友需要什么帮助；询问对方病程，自己提前做好准备；没有感染之前，保持正常的工作生活节奏。

45 如何缓解常态化疫情防控下的焦虑和压抑情绪？

疫情的出现暂时地改变了我们原本的生活状态，给我们的工作和生活带来了种种限制和不便。在此情况下，有些人难免会产生焦虑和压抑的情绪。面对这种情绪，我们应该从以下几个方面来调节。

（1）要面对现实，知道这是一个必经的过程，但情况不会一直这样，只会越来越好、越来越有序，现在是过程，不是结果。

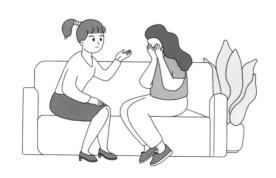

（2）尽量少去看网上的一些负面信息。现在是自媒体时代，网上的信息铺天盖地，一些负面信息特别容易引发人的焦虑和压抑情绪。这些负面信息很多是极端的个例，甚至是不实的信息。我们要多跟身边确定的人去了解确定的事，少去看一些不了解真实情况的负面信息。

（3）寻求心理支持。如果发现自己有焦虑和压抑的情绪，可以去寻找对外表达的渠道，如跟家人或朋友聊聊自己的情绪，也可以寻求专业心理咨询人士的帮助。各地各级工会组织可为职工提供心理热线、心理咨询、心理疏导等服务，必要的时候，可以向自己所在的工会组织寻求帮助。

㊻ 因为疫情导致生活受到限制，情绪不稳定、爱发脾气怎么办？

如果生活受到限制，人的情绪确实容易失控，因为自身的能量不能向外传达，那就只好向内传达。

解决的办法就是要打开自身能量向外传达的通道，给自己安排足够的活动。比如，在居家期间跟家人一起锻炼身体；跟孩子一起玩游戏；跟家人一起做家务；把家里的家具调一下位置；整理衣服等。很多平时没有时间干的事情，都可以在这个时候安排。

要学会使用一两种能舒缓情绪、让自己保持静心的方法。这些方法包含但不限于以下这些：跟朋友聊天、听静心的音乐、正念冥想、做健身操、看自己喜欢的电影、听自己喜欢的音乐、练字、画画；等等。

47 **因为疫情需要居家办公，如何调整工作状态？**

居家办公时，无论从时间上还是从空间上来说，工作和生活都会有一些重叠，所以需要我们合理安排。

（1）学会尊重家人，把自己的工作时间安排和需求提前跟家人沟通，达成一致，取

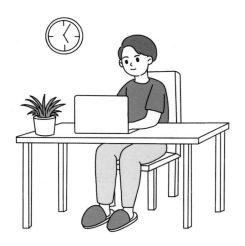

得他们的支持。比如，把办公时间和会议时间尽量与家人吃饭和休息的时间错开。

（2）给自己建立办公区域，保证居家办公的工作状态，这也有助于工作期间家人和你保持界限。

（3）工作一段时间后，可以和家人互动一下，吃点儿东西，放松心情。在工作形式允许的情况下，也可以让孩子看自己工作，既能安抚孩子的情绪，也是让孩子了解父母工作的好机会。

（4）如工作确实过多占用了家庭时间或者空间，应承担责任，对伴侣和孩子提供其他形式的安抚。

（5）由于居家办公条件所限，效率可能确实不如在单位高，这是正常的。要降低期待，允许和接纳不太理想的情况。

48 新冠病毒感染者应该如何进行心理调适？

（1）停止去问"为什么是我，我是怎么感染的，我怎么这么倒霉"，放下对感染过程的关注，接受感染新冠病毒是大部分人今后可能都会经历的一个过程，自己不是受害者。

（2）把精力放到关注自己的身体状态上来。感受身体的症状，用适合自己的方式进行科学自我照护，保证规律的作息和饮食。

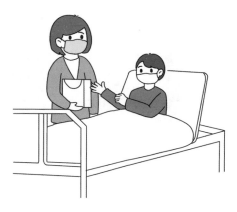

（3）保持跟外界的沟通。居家是为了更好地恢复身体，而不是要把自己变成一座孤岛。需要支持时，可以向外界表达需求。同时也可以关注自己感染后的反应，总结经验并分享给周围的同事和朋友。

（4）如果家人、同事或朋友因与自己接触感染新冠病毒，不要为此自责和感到愧疚。在当前和未来一段时间，这种情况是一个常见的现象，确实难以完全避免。

49 当家中老人和孩子感染新冠病毒后，如何对其进行心理疏导？

（1）用老人和孩子能听懂的语言，讲述感染新冠病毒后可能出现的反应。提前给老人科普相关知识，让老人有心理准备，消除其恐惧心理。对于孩子来讲，可以用孩子熟悉的动画片来解释新冠病毒。比如，可以把新冠病毒比喻为"新冠病毒小怪兽"，告诉孩子"怪兽"进入身体后会有不舒服的症状，好好吃药就能把"怪兽"赶走。

（2）对老人和孩子进行身体安抚。家人感染新冠病毒也是一个增进家人感情的机会。可以给老人和孩子做身体按摩，把这个过程变成生病期间每天必有的一个仪式。对于老人和孩子来说，进行身体安抚最能安抚他们的情绪。

（3）给老人和孩子提供心理安抚。照顾感染新冠病毒的老人时，要倾听他诉说症状，因为老人可能有不同的基础疾病，与健康的年轻人感染后的症状不同，要帮助他咨询医生并合理用药。对于孩子来说，心理上的陪伴有两种：一是多与孩子互动。孩子虽然生病了，但只要服药后状态允许，他们都会跟平常一样玩耍和活动。家长不要因为孩子生病了就不让他们动，而是应该多陪伴孩子，与孩子互动。二是给孩子提供"允许"。有的家长可能平时对孩子管得比较严，比如规定孩子看动画片时长不能超过半个小时等。孩子生病的时候，家长可以适当灵活些，允许孩子选择舒服的方式来放松。对于老人和孩子来说，情绪的愉悦和关系的和谐对身体的恢复是有很大助力的。

50 疫情下，怎样提升对生活和工作的掌控感？

（1）形成一个仪式。每天早上告诉自己，新的一天开始了。

（2）对可能发生的意外和不确定的事情做一下评估。事实上，不存在绝对的不能掌控。我们可以评估一下，在不确定的过程中，能掌控的比例是多少，能掌控的部分是什么，这其实也是一种掌控。

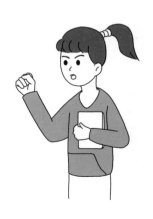

（3）建立属于自己的时间结构。可以把时间结构分为与他人相处的时间和与自己独处的时间，对这两种时间分别规划。在与他人相处的时间里，又可以安排活动、仪式、消遣、建立亲密关系等不同内容。通过规划时间，可以增强掌控感。

（4）盘点自己的社会支持系统。在很多情况下，我们都可以得到来自方方面面的支持。人际关系是我们非常重要的资源，合理利用，能有效提升自己对生活和工作的掌控感。